# Goutte

## (Forme grave d'arthrite)

**Dr Sheila Harrison**

# Clause de non-responsabilité

Ce contenu sert à fournir des informations générales sur la maladie et vise à vous permettre de demander une assistance médicale rapide si nécessaire pour prévenir les complications. Il est essentiel de souligner que ces informations ne remplacent pas la consultation d'un médecin qualifié. Le domaine de la science médicale est en constante évolution et, en raison de la nature dynamique des connaissances médicales, nous vous recommandons de demander l'avis d'un expert si vous rencontrez des incohérences ou si vous avez l'intention de prendre des mesures sur la base des informations contenues dans ce contenu. Ne négligez jamais les conseils médicaux professionnels et ne retirez jamais le traitement en fonction de quelque chose que vous avez lu en ligne, y compris ce document, ou de toute autre source en ligne. N'oubliez jamais qu'Internet ne peut pas vous guérir ; la guérison passe plutôt par les conseils de professionnels de la santé et par la providence de Dieu.

# Table des matières

# Aperçu (Goutte)

La goutte est une forme douloureuse d'arthrite. L'arthrite est une maladie qui provoque des douleurs et un gonflement des articulations. Les types d'arthrite les plus courants sont l'arthrose et la polyarthrite rhumatoïde.

Lorsque votre corps produit un excès d'acide urique, des cristaux pointus peuvent se former dans vos articulations (généralement votre gros orteil). Des poussées de symptômes comme la douleur et l'enflure vont et viennent au cours de périodes appelées crises de goutte. Le traitement consiste généralement en une combinaison de gestion des symptômes et de modification de votre alimentation.

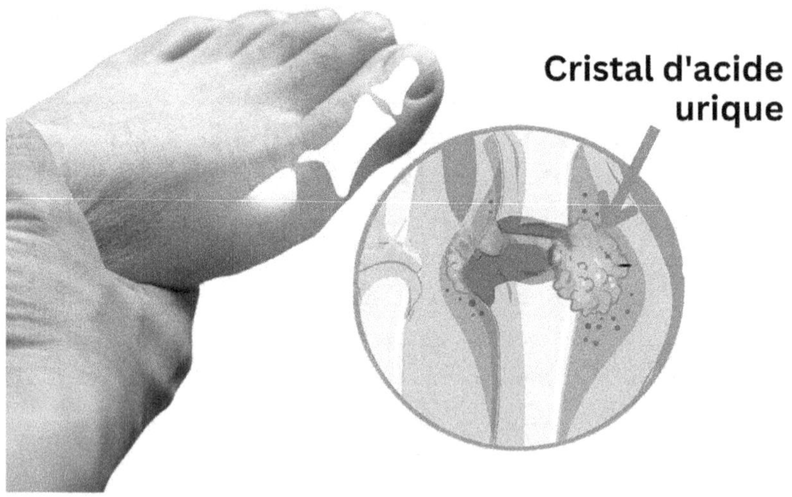

# Section 1
# Qu'est-ce que la goutte ?

La goutte est un type d'arthrite inflammatoire qui provoque des douleurs et un gonflement des articulations. Une accumulation accrue d'acide urique, ou un excès d'acide urique dans le sang, peut entraîner la goutte. Cette affection se caractérise par l'accumulation de minuscules cristaux dans les articulations, ce qui peut provoquer une gêne, un gonflement et des difficultés à déplacer les articulations affectées. Ces cristaux d'acide urique peuvent également s'accumuler sous notre peau, formant des nodules blancs surélevés appelés « tophi goutteux ».

Une crise de goutte comprend généralement un gonflement local, de la chaleur, une rougeur et une sensibilité au niveau d'une articulation, en particulier au niveau du pied, de la cheville ou du genou. Certains patients ont de la fièvre et des frissons comme premier avertissement de l'arrivée d'une crise de goutte. La douleur est causée par les cristaux qui se forment dans et autour des articulations.

La goutte est plus fréquente chez les hommes et le facteur de risque augmente avec l'âge. Cela survient chez les personnes qui ont des taux élevés d'urate (acide urique) dans le sang. Malgré cela, la présence d'acide urique dans votre sang n'est pas préoccupante. Notre corps crée quotidiennement de l'oraison en dégradant les purines. Les purines sont des produits chimiques naturellement créés dans notre corps, mais elles sont également présentes dans certains aliments que nous mangeons. C'est de là que provient l'acide urique.

À mesure que l'urate augmente, notre corps se débarrasse de tout l'excès par les reins et dans l'urine. Le problème ne surviendra que lorsque notre corps produit trop d'acide urique ou que nos reins sont incapables d'en éliminer suffisamment. Comme le corps ne parvient pas à stabiliser le niveau d'urate, les cristaux commencent à se former. Ils surviennent principalement dans et autour des tissus articulaires fermés tels que le cartilage. Des cristaux peuvent également apparaître sous la peau et même dans les organes internes tels que les reins.

Les choix de mode de vie ne sont pas la principale raison pour laquelle la plupart des gens contractent la goutte. Les gens confondent toujours la suralimentation et la consommation excessive d'alcool comme étant les principales causes de la goutte. Bien que cela puisse rendre les crises de goutte plus probables, ce n'est pas toujours le cas. Chaque jour, environ les trois quarts de l'acide urique présent dans notre système proviennent de la dégradation des purines produites dans notre corps, tandis qu'environ un quart seulement provient de la dégradation des purines présentes dans les aliments et les boissons que nous consommons.

L'articulation du gros orteil est la plus souvent touchée par la goutte. Cependant, cela peut affecter davantage d'articulations, telles que :

- ➤ Genoux.

- ➤ Chevilles.

- ➤ Pieds.

- ➤ Mains

- ➤ Poignets.

- ➤ Coudes.

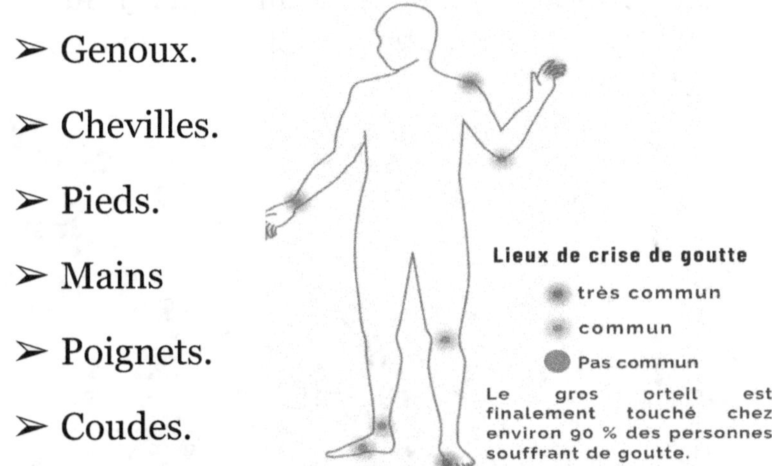


Les symptômes de la goutte vont et viennent (réapparaissent) dans des épisodes appelés poussées ou crises de goutte. Un professionnel de la santé vous suggérera des médicaments et des modifications à votre alimentation qui réduisent votre taux d'acide urique et minimisent la fréquence à laquelle vous subirez des crises de goutte à l'avenir.

À l'échelle mondiale, la goutte devient de plus en plus courante, probablement en raison des changements de régime alimentaire dans le monde au cours des dernières années et d'un vieillissement de la population.

La prévalence de la goutte est supérieure à 1 % dans la plupart des pays développés, notamment aux États-Unis (3,9 %), en Australie (5,2 %), au Canada (3,8 %), en Grèce (4,75 %), en Allemagne (1,4 %) et au Royaume-Uni ( 2,5 %).

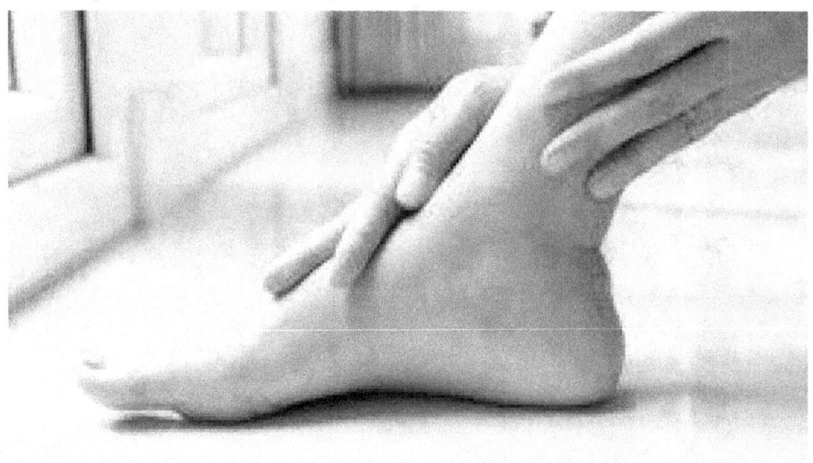

# Section 2
## Causes de la goutte

Une accumulation excessive d'acide urique dans votre corps (sang) provoque la goutte.

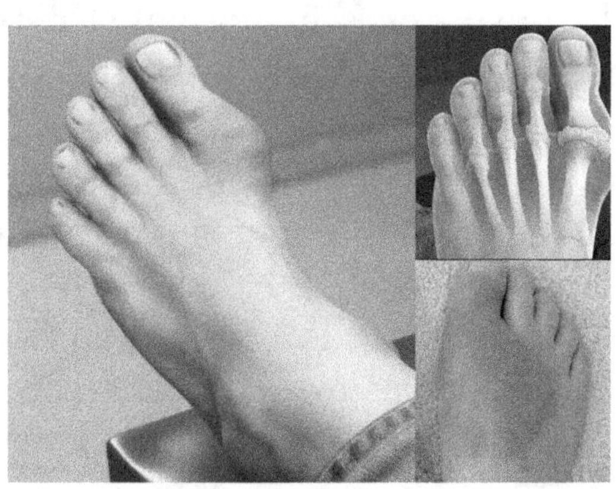

Votre corps produit naturellement de l'acide urique lorsqu'il décompose des produits chimiques appelés purines présents dans certains aliments et boissons. Vos reins filtrent généralement l'acide urique de votre sang, puis il quitte votre corps lorsque vous faites pipi. Parfois, votre corps produit trop d'acide urique ou vos reins ne l'éliminent pas assez rapidement de votre sang. Lorsque votre corps présente des niveaux élevés d'acide urique (hyperuricémie), des cristaux d'acide urique peuvent s'accumuler et se déposer dans vos articulations. Les cristaux pointus s'agglutinent et provoquent des épisodes soudains de douleur, d'enflure et d'autres symptômes. Avoir des taux d'acide urique temporairement élevés ne signifie pas que vous développez définitivement la goutte.

De nombreuses personnes atteintes d'hyperuricémie ne contractent jamais la goutte.

# Facteurs de risque de la goutte

La goutte est causée par l'accumulation de cristaux dans les articulations, processus normal et naturel provoqué par un excès d'acide urique dans le sang.

Les facteurs de risque non modifiables font référence aux caractéristiques qui augmentent le risque de développer la goutte et qui ne peuvent être modifiées. Les facteurs de risque modifiables sont ceux liés à notre capacité à contrôler certains des éléments qui augmentent votre risque de développer la goutte.

## Facteurs de risque modifiables

### ☑ Régime

Lorsque vous mangez trop de repas gras comme des hamburgers et du cola des chaînes de restauration rapide, par exemple, le corps aura du mal à éliminer naturellement l'acide urique et la goutte peut survenir.Manger ou boire des aliments riches en purines est plus susceptible d'entraîner des taux élevés d'acide urique dans votre corps qui provoquent la goutte, notamment :

> **Boissons sucrées et friandises:** Le sucre de table standard est constitué de moitié de

fructose (sucre de fruit), qui se décompose en acide urique. Tout aliment ou boisson à forte teneur en sucre peut déclencher la goutte.

- ➢ **Sirop de maïs riche en fructose:** Il s'agit d'une forme concentrée de fructose. Les produits alimentaires emballés et les collations transformées peuvent contenir beaucoup de sirop de maïs à haute teneur en fructose.
- ➢ **Alcool:** Même si toutes les boissons alcoolisées ne sont pas riches en purines, l'alcool empêche vos reins d'éliminer l'acide urique et le ramène dans votre corps, où il continue de s'accumuler.Boire plus de deux boissons alcoolisées par jour augmente également votre risque.
- ➢ **De la viande organique**: Ceux-ci comprennent le foie, les tripes, les ris de veau, la cervelle et les reins.
- ➢ **Viandes de gibier:** Les spécialités telles que l'oie, le veau et le chevreuil contiennent toutes des niveaux élevés de purines.
- ➢ **Certains fruits de mer:** Hareng, pétoncles, moules, morue, thon, truite et aiglefin.
- ➢ **Viande rouge:** Bœuf, agneau, porc et bacon.
- ➢ **Turquie**: dinde de charcuterie spécialement transformée.
- ➢ Sauces au jus et à la viande.

# ☑ **Obésité**

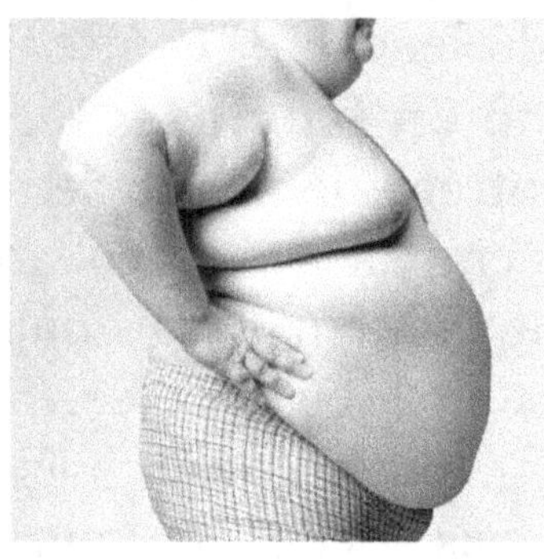

Le surpoids augmente le risque de goutte, même avec une alimentation relativement saine. En effet, votre corps produit plus d'acide urique et vos reins ont plus de mal à les traiter et à les éliminer. Une consommation alimentaire excessive augmente la production d'acide urique par le corps. Les reins devront travailler très fort pour l'éliminer et augmenter le risque de crise de goutte. Il sera conseillé à un patient diagnostiqué avec la goutte d'apporter des changements à son mode de vie qui lui permettront de perdre du poids.

## **Facteurs de risque non modifiables**

- **Histoire de famille:** Avoir un membre de la famille ou ayant un parent ou grand-parent biologique qui souffre de goutte nous expose à un risque plus élevé de développer la goutte.

- **Âge:** La goutte devient plus courante à mesure que nous vieillissons, en partie parce que nous sommes également plus susceptibles d'être touchés par d'autres maladies en vieillissant.

- **Genre:** Souvent considérée comme une maladie masculine, la goutte touche quatre fois plus d'hommes que de femmes. Les femmes peuvent également développer cette maladie, mais cela ne se produit généralement qu'après la ménopause.œstrogène libéré pendant le cycle reproductif féminin accélère l'élimination de l'acide urique par les reins.

- **Antécédents raciaux:** Les personnes originaires d'Afrique et des Caraïbes sont plus susceptibles de souffrir de goutte que les personnes blanches d'origine européenne.la probabilité d'avoir la goutte est à nouveau beaucoup plus élevée chez les personnes originaires de certaines régions d'Asie du Sud-Est et d'Australasie.

- **Médicament:** Les médicaments diurétiques pris pour réduire l'hypertension artérielle peuvent augmenter les niveaux d'acide urique. Les patients atteints de polyarthrite rhumatoïde ou de psoriasis qui prennent des médicaments qui affaiblissent le système immunitaire courent également un risque accru de contracter goutte. Si un patient reçoit un diagnostic de goutte, un médecin peut modifier ses médicaments pour garantir des niveaux d'acide urique plus faibles. L'utilisation d'autres médicaments tels que les salicylates, la cyclosporine, la niacine et la lévodopa peut également entraîner la goutte. L'utilisation de certains médicaments peut provoquer une augmentation du taux d'acide urique. Certains de ces médicaments peuvent inclure :

- Aspirine à faible dose
- Diurétiques thiazidiques (couramment prescrits pour l'hypertension)
- Médicaments diurétiques (pilules d'eau),
- Immunosuppresseurs.

➤ **Condition médicale:** Goutte a tendance à aller de pair avec d'autres maladies. Parfois, le fait d'être atteint d'autres maladies rend plus difficile le traitement de la goutte ou peut obliger les médecins à être prudents lorsqu'ils choisissent les médicaments à prescrire.

Séjour récent à l'hôpital – Une intervention chirurgicale ou un traumatisme récent a été associé à un risque accru de goutte. En effet, les niveaux de liquide fluctuent souvent au cours des séjours à l'hôpital et les patients peuvent également être soumis à des diurétiques en fonction de la nature de leur maladie.

Les personnes souffrant de certains problèmes de santé sont plus susceptibles de développer la goutte, notamment :

- Surpoids ou obésité.
- Insuffisance cardiaque congestive. (Maladies cardiovasculaires)
- Diabète.
- Hypertension (pression artérielle élevée).
- Maladie du rein.
- Leucémie.

Lorsque nous ne nous sentons pas bien ou sommes moins capables d'être actifs, engager un soignant dévoué nous rend visite à la maison et nous aider dans les activités quotidiennes peut être utile.

# Section 3
## Symptômes de la goutte

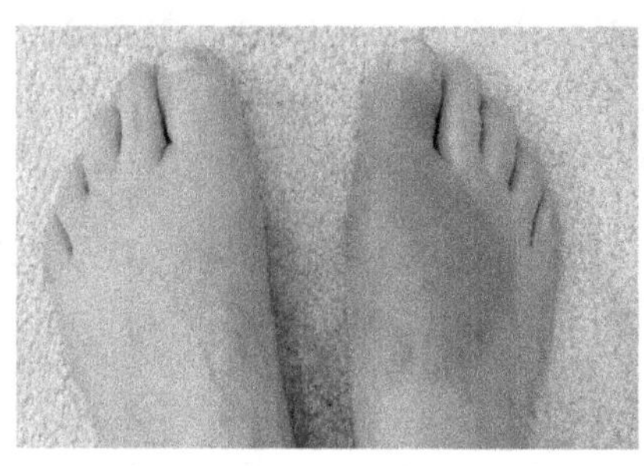

La goutte provoque généralement des rougeurs,gonflement des articulations. Le gonflement peut donner l'impression que les articulations sont volumineuses, chaudes et tendues. La goutte peut être douloureuse et affecter la vie des gens et leur capacité à prendre soin d'eux-mêmes correctement.

Les douleurs articulaires sont généralement plus intenses dans les 4 à 12 premières heures, et l'inconfort persistant peut durer de quelques jours à plusieurs semaines par la suite. À mesure que la goutte progresse, vous ne pourrez peut-être plus bouger vos articulations normalement.

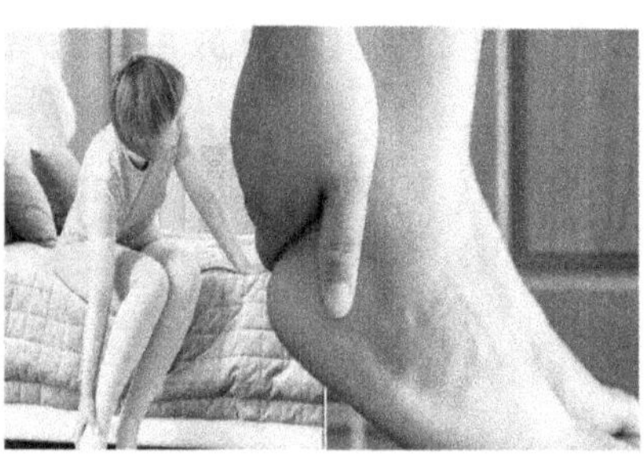

Les symptômes de la goutte peuvent être similaires à ceux d'autres maladies, c'est pourquoi il est important de consulter un professionnel de la santé agréé pour un diagnostic précis. Sans un diagnostic précis, vous pourriez recevoir un mauvais traitement, susceptible d'être inefficace, voire nocif.

# Section 4
# Diagnostiquer la goutte

Les douleurs articulaires peuvent résulter d'un certain nombre de conditions, vous devriez donc consulter un médecin agréé pour une évaluation et confirmer un diagnostic.

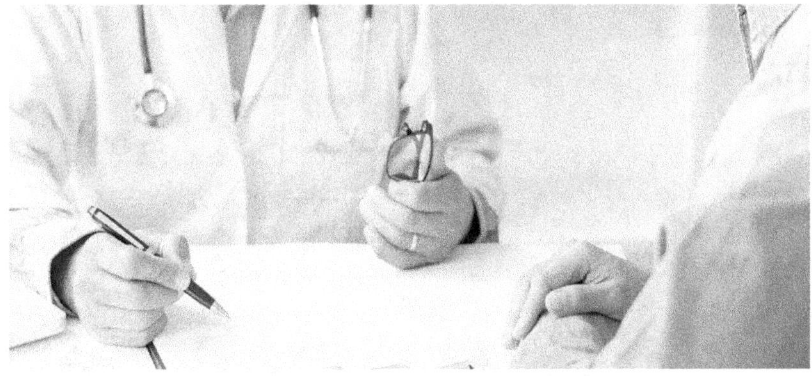

Il existe plusieurs traitements différents contre la goutte. Il est donc important de consulter un professionnel de la santé, qui pourra ensuite créer un plan de traitement sur mesure pour vous.

Pour diagnostiquer la goutte, un professionnel de la santé diagnostiquera la goutte au moyen d'un examen physique. Ils vous poseront des questions sur vos symptômes et examineront vos articulations touchées. Dites à votre médecin quand vous avez remarqué pour la première fois des symptômes tels que des douleurs et un gonflement de votre articulation et à quelle fréquence les symptômes vont et viennent.

# Options de tests de diagnostic clinique pour la goutte

Votre médecin peut utiliser quelques tests d'imagerie pour prendre des photos de vos articulations affectées. Ces tests peuvent également montrer si la goutte a provoqué des modifications dans vos articulations. Vous pourriez avoir besoin de :

- Rayons X.

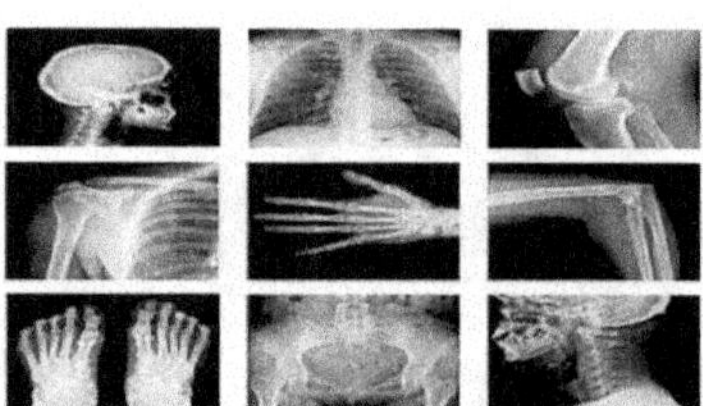

- Ultrason.

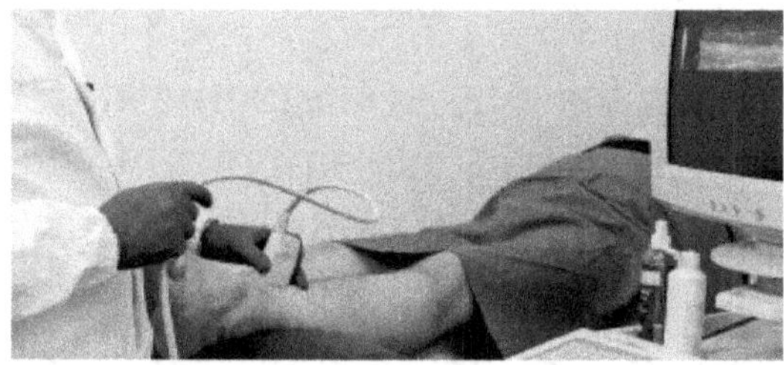

- Imagerie par résonance magnétique (IRM).

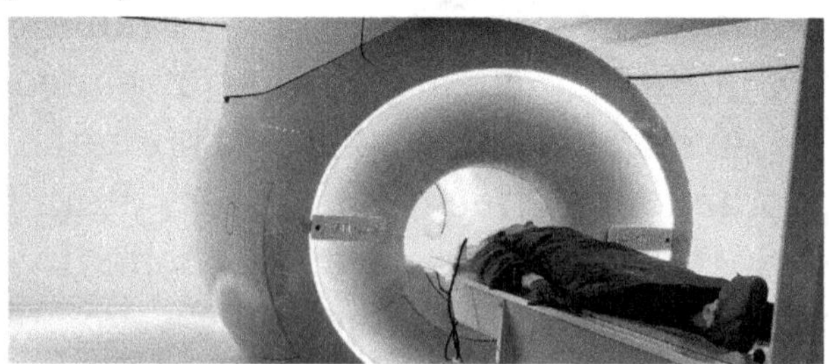

- Un scanner (tomodensitométrie) – en particulier un scanner à double énergie.

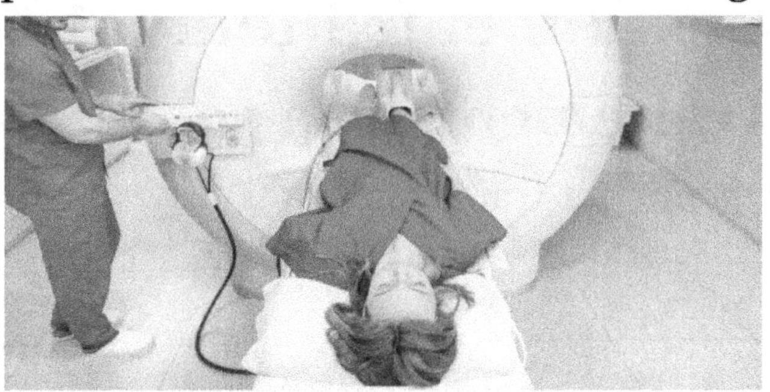

D'autres tests courants pour diagnostiquer la goutte comprennent :

- Des tests sanguins pour mesurer l'acide urique dans votre sang.

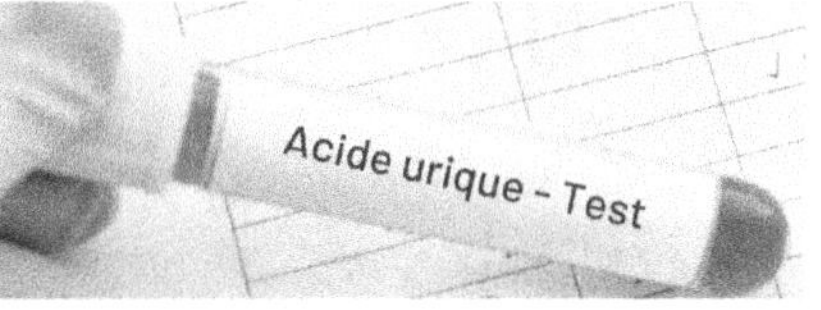


- Aspiration articulaire – utilisation d'une aiguille pour prélever un échantillon de liquide de l'intérieur d'une articulation.

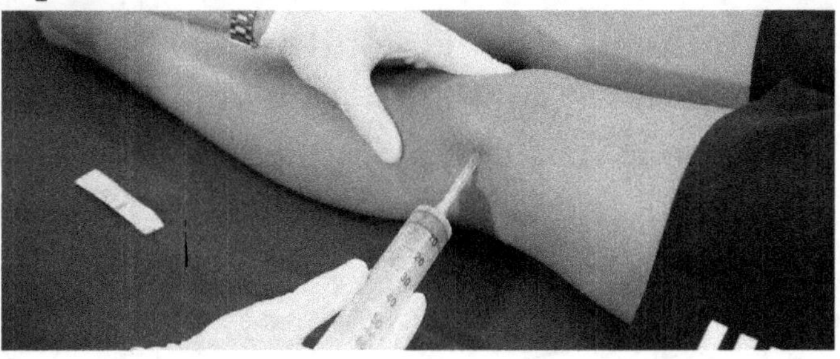

# Article 5
## Gestion et traitement
### Traitement de la goutte

Obtenir un traitement dans les 24 heures suivant

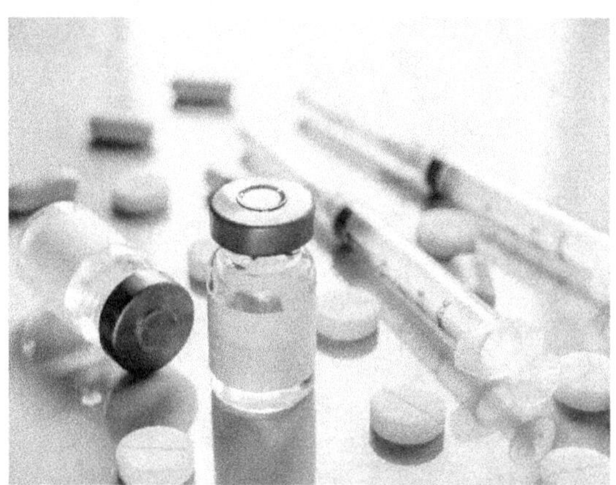

une crise de goutte peut aider à réduire sa durée et sa gravité. Si vous ressentez une crise de goutte soudaine, informez-en votre médecin dès que possible. Votre médecin pourra alors vous prescrire des médicaments, effectuer une analyse de liquide articulaire ou injecter des médicaments pour soulager rapidement l'inflammation.

Le traitement de la goutte consiste généralement à gérer vos symptômes pendant une poussée et à réduire la fréquence à laquelle vous consommez des aliments et des boissons riches en purines.

# Gérer la goutte avec une alimentation saine

Adopter un régime alimentaire adapté à la goutte et pauvre en purines peut réduire considérablement le risque de développer la goutte et la fréquence des crises de goutte. Manger beaucoup de fruits et de légumes et éviter les aliments connus pour contribuer à la goutte sont d'excellents moyens de maintenir un poids santé, un moyen important de prévenir la goutte et de rester en bonne santé.

Voici quelques aliments qui peuvent aider à prévenir ou à gérer la goutte, ainsi que des aliments que les personnes souffrant de goutte devraient éviter.

☑ Les aliments qui aident à prévenir la goutte comprennent :

## Les glucides

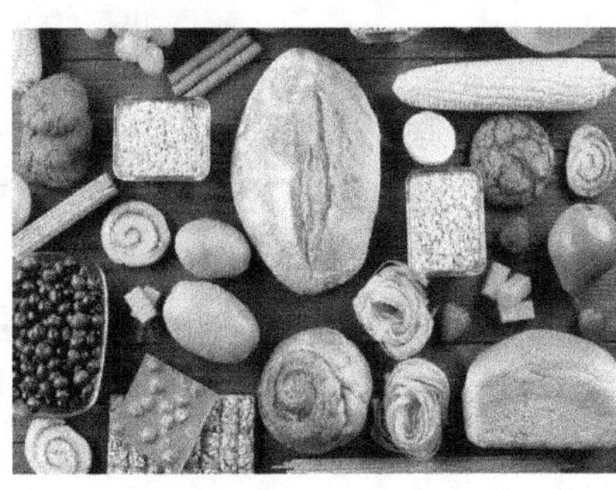

Les aliments de base comme le riz, les pommes de terre, les aliments à base de maïs et les aliments à base de blé comme le pain peuvent aider à réduire notre risque de goutte. Le meilleur type de glucides à choisir pour une santé globale et pour prévenir la goutte sont les glucides complexes. Les glucides complexes tels que les aliments à grains entiers et le riz brun mettent plus de temps à se décomposer et à améliorer la santé intestinale et cardiovasculaire.

## Eau

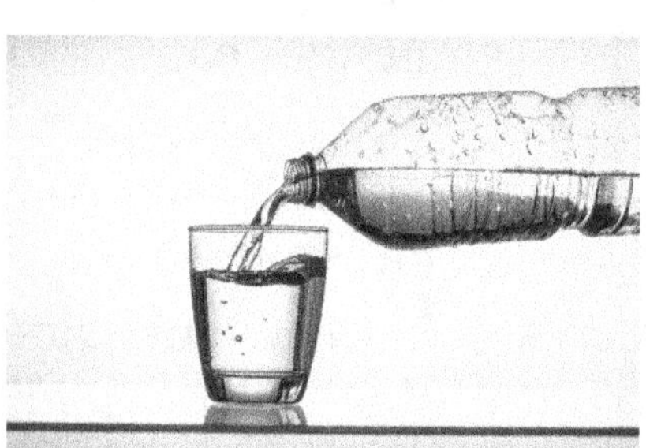

Boire beaucoup de liquides est important pour réduire les effets de la goutte, ainsi que pour améliorer la santé générale et la fonction rénale. La plupart des gens devraient s'efforcer de boire 8 verres d'eau de huit onces par jour, soit environ 2 litres. Cependant, si votre médecin vous a conseillé de limiter votre apport hydrique, il est important de suivre les conseils du professionnel de santé qui vous connaît le mieux.

## Fruits et légumes

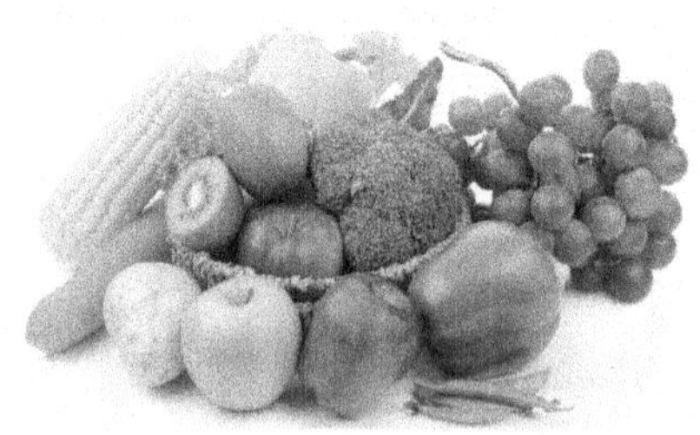

Une alimentation saine doit contenir une grande variété de fruits et de légumes pour maintenir une bonne santé globale et réduire le risque de goutte.

## Viande maigre

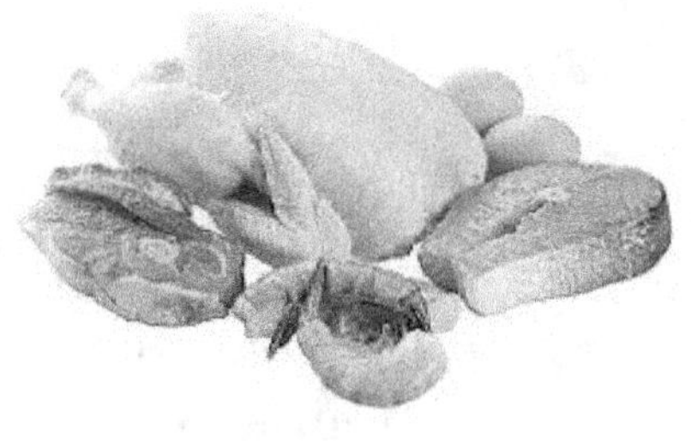

Dans la mesure du possible, choisissez le poisson, la volaille, les produits laitiers faibles en gras et les protéines végétales plutôt que les viandes riches en matières grasses comme le bœuf.

☑ Les aliments à éviter comprennent :

## viande rouge

Réduire votre consommation de viande, en particulier de viande riche en purines, peut réduire considérablement votre risque de développer la goutte.

## Viandes d'organes (abats)

Le foie, les reins, les ris de veau et d'autres abats sont également connus pour déclencher la goutte et les crises de goutte.

## Fruit de mer

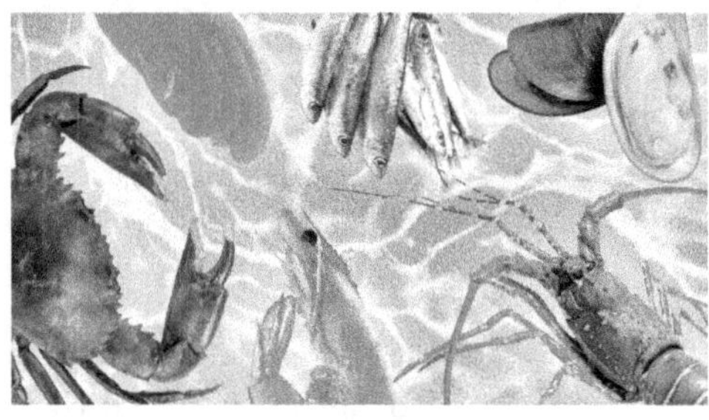

Les crustacés, les anchois et les sardines en particulier sont riches en purines responsables de la goutte. Cependant, la modération est essentielle car les poissons présentent de nombreux autres avantages pour la santé.

## Alcool

La consommation d'alcool est l'un des déclencheurs les plus connus de la goutte. Certains types d'alcool semblent présenter le plus de risques – la bière et les spiritueux en particulier – mais il est généralement recommandé d'éviter ou de réduire la consommation d'alcool aux personnes sujettes à la goutte, notamment lors d'une poussée.

## Fructose

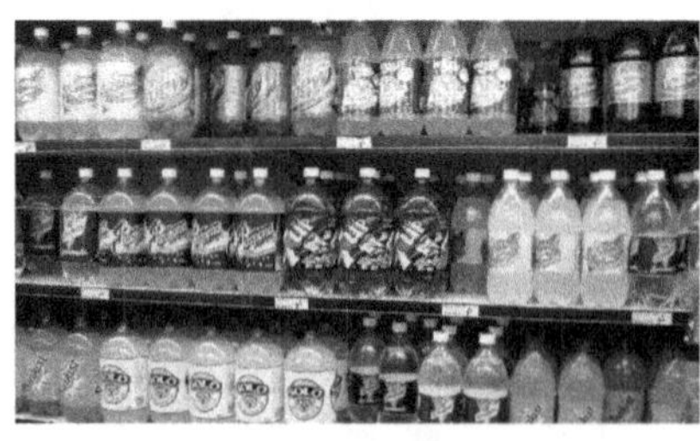

Le fructose est un sucre présent dans les fruits et étroitement lié au risque de goutte. Les aliments les plus riches en fructose sont les boissons gazeuses sucrées, les jus et les sucres fortement transformés comme le sirop de maïs. Même si les fruits eux-mêmes contiennent du fructose, ils constituent néanmoins un élément important d'une alimentation saine. Par conséquent, les personnes souffrant de goutte devraient continuer à manger des fruits avec modération, mais éviter autant que possible les sucres transformés et les sodas.

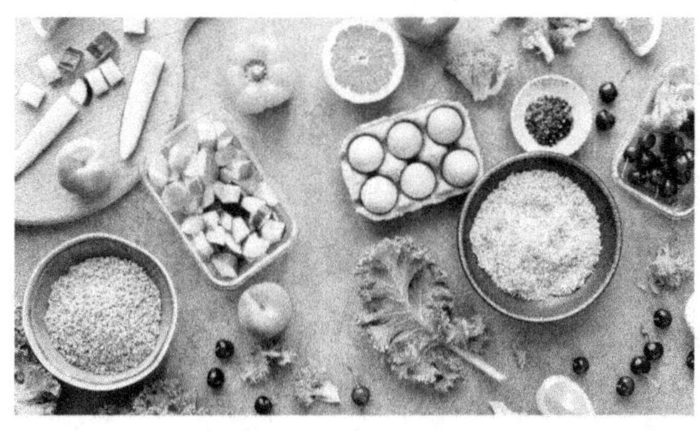

Des études ont montré que les personnes qui mangeaient des œufs, des produits laitiers et des aliments à base de plantes présentaient le plus faible risque de goutte, et si les personnes qui suivaient un régime strictement à base de plantes étaient légèrement plus sujettes à la goutte, le groupe qui mangeait le plus de viande était au risque nettement plus élevé. Si vous souhaitez réduire votre consommation de viande, des alternatives végétariennes à la viande sont disponibles, mais certaines sont meilleures que d'autres pour réduire le risque de goutte. Les aliments à base de mycoprotéines tels que Quorn™ et les protéines de soja sont relativement plus riches en purines que les protéines à base de blé ou d'œufs.

# Complications potentielles de la goutte non traitée

Si elle n'est pas traitée, la goutte peut causer des dommages à long terme aux articulations et peut être nocive et débilitante. Sans prise en charge appropriée, une crise de goutte peut devenir grave et causer des dommages permanents à l'articulation.

L'inflammation continue et l'accumulation de cristaux irritants dans les articulations d'une personne souffrant de goutte peuvent augmenter son risque d'infection articulaire. Comme les symptômes d'une infection articulaire peuvent facilement être confus comme une simple crise de goutte, les gens ignorent souvent que leur articulation est infectée, ce qui entraîne un retard du traitement. Cela peut conduire à une arthrite septique, une maladie potentiellement mortelle.

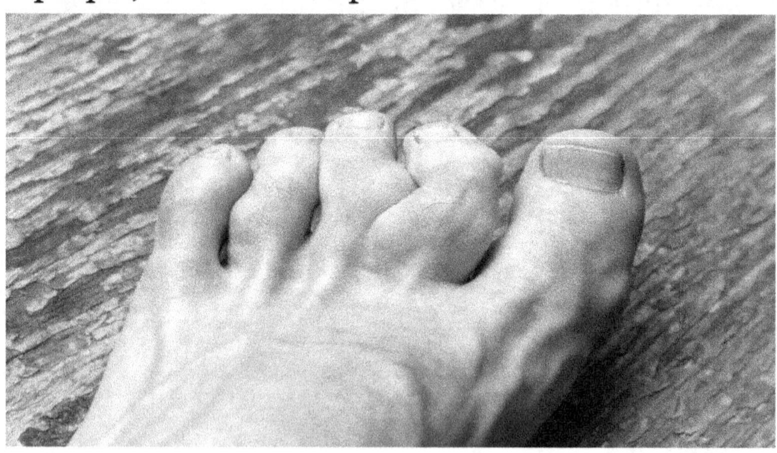

# Article 6
## Médicaments contre la goutte

Même si une alimentation et un mode de vie sain constituent d'excellents moyens de prévenir la goutte et de nombreuses autres maladies, les personnes qui souffrent de crises de goutte peuvent également se voir prescrire des médicaments. Certains médicaments sont pris à long terme pour réduire le risque de crises récurrentes, tandis que d'autres doivent être pris lors d'une crise de goutte.

Votre médecin peut vous suggérer des médicaments pour vous aider à gérer vos symptômes, notamment :

## Médicaments pour la prévention de la goutte à long terme

Des médicaments à long terme sont généralement prescrits pour réduire la quantité d'acide urique dans le corps. Ils agissent soit en réduisant la quantité d'acide urique produite, soit en contrôlant la façon dont il est expulsé du corps. Les médicaments les plus courants pour le traitement à long terme de la goutte sont pris sous forme de pilules et comprennent :

> **Allopurinol** réduit la quantité d'acide urique produite par le corps. Ce traitement n'est généralement pas débuté lors d'une

crise de goutte aiguë : il peut aggraver la poussée, même s'il réduit à long terme le risque de nouvelles crises.

➢ **Fébuxostat** agit de la même manière que l'allopurinol pour empêcher le corps de produire autant d'acide urique.

➢ **probénécide aide** à augmenter la quantité d'acide urique expulsée par les reins, réduisant ainsi la quantité dans l'organisme.

➢ **Pegloticase :** La pegloticase injectable est utilisée pour traiter la goutte chronique chez les patients adultes qui ont déjà été traités avec d'autres médicaments qui n'ont pas bien fonctionné. La goutte est une maladie causée par une trop grande quantité d'acide urique dans le sang (hyperuricémie). L'injection de pegloticase agit en réduisant la production d'acide urique par le corps.

Votre médecin peut vous recommander de prendre des médicaments tous les jours pour prévenir la goutte. Cela peut impliquer de le prendre même si vous ne présentez pas de symptômes de goutte. Après tout, mieux vaut prévenir que guérir.

## Médicaments contre les crises aiguës de goutte

Les crises douloureuses de goutte sont généralement traitées avec des médicaments anti-inflammatoires, des médicaments qui aident à réduire l'enflure. Ces types de médicaments sont parfois appelés « AINS ». L'ibuprofène est l'AINS le plus courant, qui peut porter le nom de marque Nurofen.

Voici quelques-uns des médicaments couramment prescrits pour les crises de goutte :

- ➤ **AINS**: Les AINS en vente libre (OTC), comme l'ibuprofène et le naproxène, peuvent réduire la douleur et l'enflure lors d'une crise de goutte. Certaines personnes souffrant d'une maladie rénale, d'ulcères d'estomac ou d'autres problèmes de santé ne devraient pas prendre d'AINS. Parlez à votre fournisseur avant de prendre des AINS.

- ➤ **Colchicine** est un autre médicament couramment utilisé en cas de crise de goutte. La colchicine et l'ibuprofène peuvent tous deux provoquer certains effets secondaires et ne sont donc généralement recommandés que pendant une courte période, ou à faibles doses pour une prise en charge à plus long terme. Bien que l'aspirine ait des propriétés anti-inflammatoires, elle n'est pas recommandée pour traiter la goutte. Cependant, si vous devez prendre de l'aspirine pour une autre raison, par exemple pour gérer une maladie cardiaque ou un risque d'accident vasculaire cérébral, il est important de continuer à la prendre, sauf indication contraire d'un médecin.

➤ **Corticostéroïdes :** Les corticostéroïdes sont des médicaments sur ordonnance qui réduisent l'inflammation. Votre prestataire peut vous prescrire des pilules orales (par voie orale). Ils peuvent également injecter des corticostéroïdes dans les articulations affectées ou dans un muscle proche de votre articulation (par voie intramusculaire).

## Régime pauvre en purines pour la goutte

Votre médecin peut vous suggérer de suivre un régime pauvre en purines. Un régime pauvre en purines vous encourage à consommer moins d'aliments et de boissons à haute teneur en purines. Cela aidera à réduire l'acide urique dans votre corps. Il vous encourage également à manger certains aliments sélectionnés qui peuvent réduire votre taux d'acide urique.

# Article 7
## Crise de goutte

Une grave crise de goutte, appelée « goutte aiguë

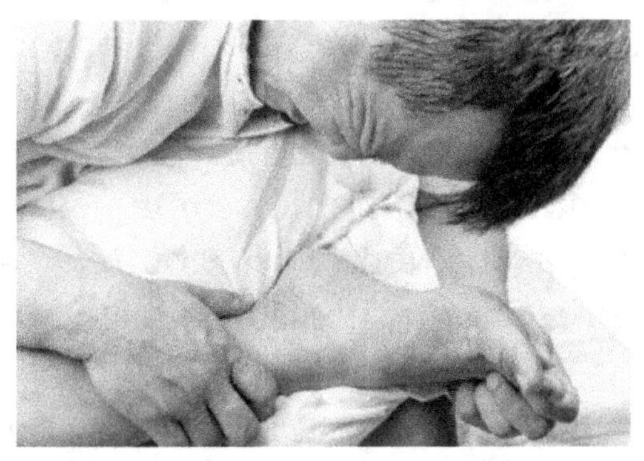

» ou « poussée » de goutte, peut survenir soudainement. Cependant, les gens peuvent souvent attendre de longues périodes entre les attaques. Les crises de goutte semblent parfois provoquées par des périodes de stress ou d'autres maladies. Les personnes sujettes à la goutte peuvent constater qu'une crise peut survenir après avoir cogné les articulations touchées, par exemple après s'être cogné le coude ou s'être blessé au genou.

Lors d'une crise de goutte grave, la douleur et la difficulté d'utiliser les articulations touchées peuvent avoir de graves conséquences sur votre vie, affectant votre mobilité, votre sommeil et votre capacité à accomplir les tâches quotidiennes. Le simple fait de vivre avec la douleur peut avoir ses propres effets néfastes sur le bien-être physique et mental.

# Prévenir les crises de goutte

Les personnes plus susceptibles de développer la goutte en raison de facteurs de risque non modifiables tels que le sexe ou les antécédents familiaux doivent faire preuve d'une prudence particulière dans la gestion des facteurs de risque que vous pouvez contrôler. Ajuster votre alimentation et maintenir un poids santé peut non seulement aider à prévenir la goutte, mais également à réduire le risque d'autres maladies.

L'alimentation est la clé pour prévenir la goutte. Les personnes souffrant de goutte doivent surveiller la quantité de nourriture qu'elles consomment chaque jour. Les aliments qui augmentent le risque d'attaques doivent être évités. L'activité physique est fortement encouragée car perdre du poids peut aussi être très bénéfique. Mais maintenir un poids et un régime sains n'empêchera pas les complications de la goutte ; des médicaments seront toujours nécessaires pour atteindre le niveau cible d'acide urique.

## ☑ Rôle du régime

Le contrôle alimentaire chez les patients atteints de goutte est particulièrement utile pour ceux qui viennent tout juste de commencer à prendre un traitement pour réduire leur taux d'acide urique. Ils devraient essayer d'éviter de manger de grandes quantités d'aliments riches en purines. Ces aliments ne sont pas à supprimer totalement de l'alimentation mais à consommer avec modération :

> Viandes rouges, gibiers et abats comme le chevreuil, les rognons, le lapin et le foie
> Fruits de mer, notamment les poissons gras comme les anchois, les harengs et les sardines ainsi que les crustacés comme les moules et les crabes
> Aliments riches en extraits de levure comme la Marmite, le Bovril et la Vegemite
> Aliments et boissons transformés tels que nuggets, saucisses et boissons gazeuses
> Tous les types d'alcool entraînent une réabsorption accrue d'acide urique par les reins, augmentant ainsi les taux d'acide urique dans le sang. La bière, en particulier, à un taux élevé de purines et contribue ainsi à l'augmentation de l'acide urique dans le sang. Cependant, boire un peu de vin ne semble pas augmenter le risque de déclencher une crise.

Bien que les aliments qui contiennent un niveau élevé de purines vous exposent à un risque élevé de goutte, il existe de nombreux autres aliments dans différentes catégories qui peuvent vous aider à contrôler les complications de la goutte :

> **Eau** – Boire au moins deux litres de l'eau par jour aidera à réduire le risque de formation

de calculs si vous souffrez de goutte et d'antécédents de calculs rénaux,

➢ **Fruit** – Bien que les fruits et les jus de fruits frais contiennent du sucre, les avantages de la consommation de fruits dépassent les inconvénients. Essayez plutôt de réduire la quantité de sucre que vous consommez provenant d'autres sources.

**7 aliments qui préviennent la goutte**

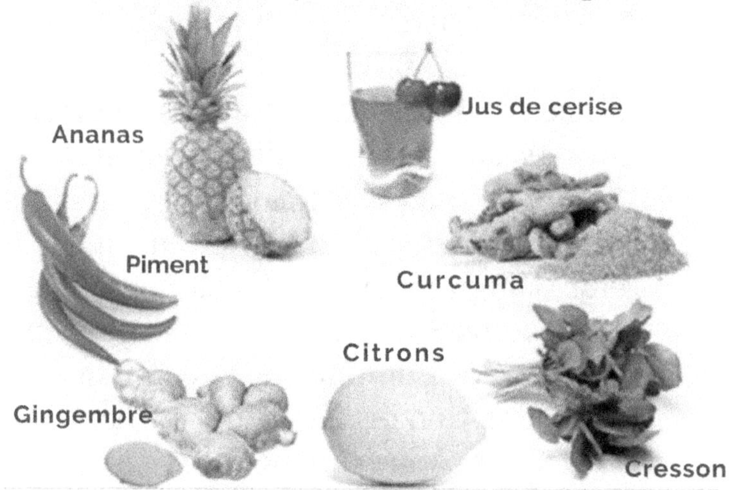


➢ **Aliments riches en protéines** – Les protéines constituent une partie importante de votre alimentation et proviennent généralement de la viande et du poisson. Respectez simplement votre régime alimentaire et obtenez plutôt vos protéines à partir d'autres sources comme le soja, les œufs, les lentilles ou les produits laitiers.

- ➢ **Vitamine C**– Assurez-vous que votre alimentation comprend beaucoup de fruits et légumes.Recherche a montré que la vitamine C peut réduire légèrement les niveaux d'acide urique chez les personnes souffrant de goutte. Si vous envisagez de prendre des suppléments de vitamine C, demandez à votre médecin si les suppléments de vitamine C pourraient interagir avec d'autres médicaments.

- ➢ **Cerises** - Des recherches ont montré que cerises peut réduire le risque de crise de goutte aiguë, en particulier lorsqu'il est pris avec de l'allopurinol.

- ➢ **Lait écrémé et faible en gras yaourt -** Boire du lait écrémé et manger faible en gras yaourt peut aider à prévenir les crises de goutte.

- ➢ **Gruau, germe de blé et son** – Ces sources particulières de glucides contiennent des niveaux modérés de purine mais ne constituent pas des facteurs de risque de goutte significatifs.

## ☑ Activité physique

Le surpoids est lié à la goutte. Pour contrôler le danger de cette maladie, un régime alimentaire et une activité physique sont fortement suggérés. L'exercice est bénéfique pour votre santé et votre bien-être en général, en plus de réduire le risque d'attaque.

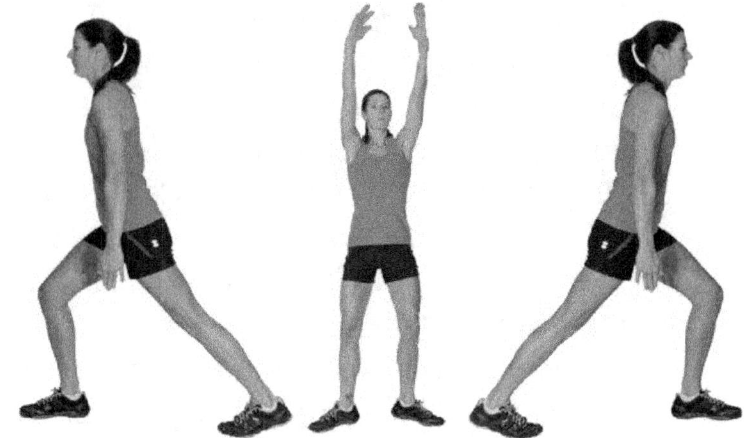

Les patients souffrant de goutte établie doivent suivre un programme d'exercices à faible impact, en particulier si les radiographies montrent des lésions articulaires du pied. Augmentez progressivement votre charge de travail jusqu'à ce que vous complétiez les séances de manière régulière.

Vous pouvez travailler plus longtemps et plus dur sur ce que vous faites à mesure que votre confiance grandit. Gardez simplement à l'esprit que faire de l'exercice pendant une poussée de goutte n'est jamais une bonne idée, car cela pourrait aggraver l'inconfort. Une fois que l'inconfort et l'enflure ont diminué, il est essentiel de prendre un peu de temps pour guérir avant de reprendre votre routine d'entraînement.

Brûler des calories est particulièrement bénéfique lors des exercices provoquant une dyspnée.

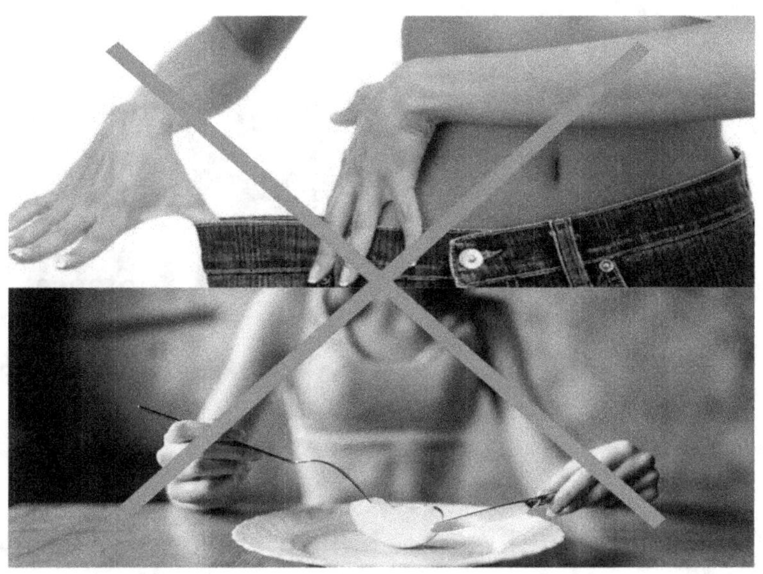

Les régimes de perte de poids sévères ou de famine doivent être évités car ils peuvent amener votre corps à décomposer les cellules plus rapidement, ce qui peut augmenter les niveaux d'urate. Vous pouvez également vous lancer dans des activités physiques agréables comme la danse, la marche rapide ou le tennis en double. Trouver une activité ou un sport que vous aimez et que vous pouvez pratiquer est utile. Alors que certaines personnes préfèrent être dehors et respirer l'air frais, d'autres trouvent amusant et motivant de rejoindre un club de sport ou une salle de sport.

Pour les patients atteints de goutte, les effets émotionnels de cette maladie peuvent être tout aussi importants que les symptômes physiques.

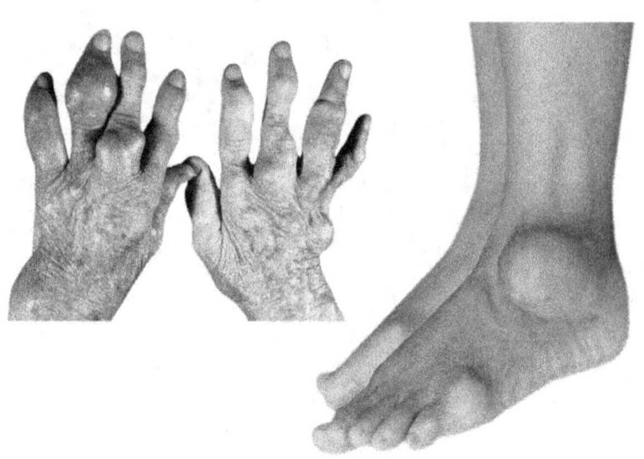 Les dommages à long terme et les douleurs intenses causées par les crises de goutte peuvent affecter votre vie quotidienne, entraînant de l'insomnie et affectant la santé mentale. De temps en temps, la goutte peut vous envahir. Avec l'aide d'un soignant professionnel dans le confort de votre foyer, vous pourrez mieux récupérer et maintenir votre bien-être beaucoup plus longtemps.

# Vivre avec la goutte

Si elle n'est pas traitée, la goutte peut être une maladie très douloureuse qui peut avoir des conséquences à long terme. Les personnes qui souffrent de goutte ont souvent de nombreux problèmes de santé, car les facteurs de risque de goutte sont également associés à d'autres maladies graves.

Sans la goutte, comme pour d'autres problèmes de santé problèmes ou mobilité problèmes qui réduit notre capacité à prendre soin de nous-mêmes, il peut parfois être difficile de continuer à mener le genre de vie que nous apprécions. Lorsque nous n'avons besoin que d'un peu d'aide supplémentaire à la maison ou pour sortir, le recours à des soignants à domicile engagés et qualifiés peut nous apporter le soutien dont nous avons besoin pour traverser des moments difficiles. Vous pouvez continuer à mener un mode de vie épanouissant, actif et sain que vous méritez lorsque vous recevez des soins de haute qualité dans le confort de votre foyer.

9 7988 7 6 1 9 8 4 3 3